AF395763

TRAITEMENT HYDRO-MINÉRAL

DU RHUMATISME

Par le Dr V. AUPHAN

Médecin-Inspecteur des Eaux thermales d'Ax
Chirurgien-adjoint de l'hôpital civil d'Alais
Membre de la Société d'hydrologie médicale de Paris
etc., etc.

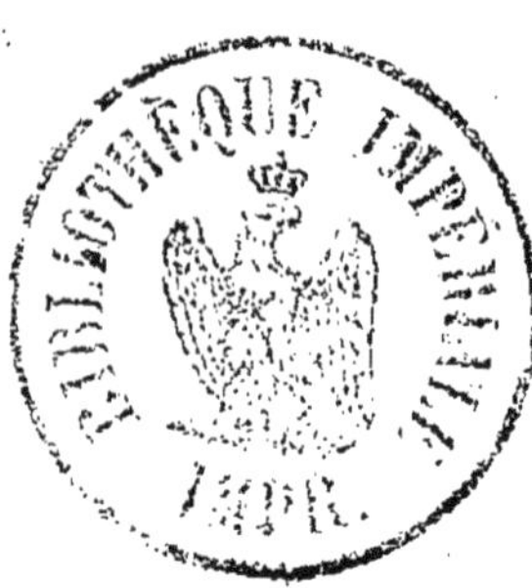

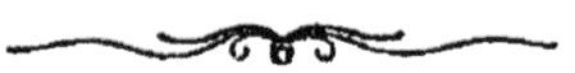

PARIS

J. B. BAILLIÈRE ET FILS

LIBRAIRES DE L'ACADÉMIE IMPÉRIALE DE MÉDECINE

rue Hautefeuille, 19

1868

Alais — Imprimerie de Alf. Veirun

Je vais, dans ce travail, aborder une des parties les moins élucidées et les plus complexes de la thérapeutique thermale; je veux parler de la diathèse rhumatismale, maladie protéiforme, sans limites bien déterminées et se confondant souvent avec d'autres vices ou lésions organiques qui n'en sont maintes fois qu'une manifestation spéciale ou une transformation bizarre.

L'analyse clinique peut seule nous mettre sur la voie du traitement. Elle nous apprendra que tous les rhumatisants ne doivent pas être soumis à un traitement identique, qu'il doit être tenu grand compte du tempérament et de la constitution du sujet, de la nature des maladies concomittantes, du siége, de la marche et surtout de la forme de l'affection principale. Elle nous démontrera, plus peut-être pour cette maladie que pour toute autre, que chaque cas particulier forme une véritable *individualité* morbide, ne différant quelquefois des autres que par des nuances presque imperceptibles, mais n'en exigeant pas moins des modifications souvent très importantes dans les indications, et par suite, dans le traitement; elle nous dira qu'un traitement inopportun peut, dans un assez grand nombre de circonstances, compromettre la guérison, aggraver la maladie et même tuer le malade.

C'est à Ax que j'ai pu observer tous les faits qui m'ont servi à établir les réflexions cliniques contenues dans ce mémoire. La médication thermale d'Ax, disposant de sources nombreuses et variées, offre l'avantage considérable de pouvoir être appliquée à toutes les manifestations de la diathèse qui nous occupe, et si je n'atteins pas entièrement le but que je me suis proposé, c'est à la difficulté du sujet et à l'insuffisance de l'auteur qu'il faut l'attribuer.

TRAITEMENT THERMAL

DU RHUMATISME

Les maladies qui doivent surtout fixer l'attention des médecins, sont évidemment celles qui se rencontrent le plus souvent dans la pratique et qui entraînent dans l'organisme des modifications telles que la vie des malades n'est qu'une suite de souffrances presque continues, et se trouve souvent exposée à des dangers sérieux, quelquefois inattendus. A ce titre, je crois devoir m'occuper du rhumatisme, maladie éminemment cosmopolite, et dont la fréquence est vraiment désespérante.

Il y a peu de temps encore la plus grande incertitude régnait sur la véritable nature de cette diathèse, et tandis que les uns en ont fait une maladie purement inflammatoire, d'autres n'y ont vu qu'une simple névrose. Il est toutefois admis aujourd'hui par le plus grand nombre que c'est une maladie spécifique générale, une diathèse particulière différant à la fois des inflammations par la rapidité, la spontanéité et la mobilité des troubles locaux, et des névroses par la tumeur, la chaleur et la rougeur qui se développent sur les points où se produit la manifestation morbide.

Il est vrai que ces phénomènes, très marqués pour les rhumatismes articulaires, sont beaucoup moins apparents dans les cas de rhumatisme musculaire ou nerveux. Mais on n'en constate pas moins, le plus souvent, la tuméfaction et la chaleur des régions où siége la manifestation morbide. D'ailleurs l'anatomie pathologique nous a démontré l'existence, dans les muscles malades, d'un état congestif particulier, et nous a fait voir que les nerfs atteints de névralgie rhumatismale, et surtout leurs gaînes, sont souvent enflammés et tuméfiés. Le microscope pourra peut-être, dans l'avenir, découvrir des lésions encore plus constantes.

Le rhumatisme est donc, pour nous, une affection diathésique héréditaire ou acquise, caractérisée par des mouvements fluxionnaires plus ou moins rapides, plus ou moins durables, s'opérant indifféremment sur les membranes séreuses, sur les tissus fibreux et chondroïdes, sur le tissu cellulaire et la peau, ou bien enfin sur certains viscères importants.

Les étuves, les bains et les douches à haute température, tels sont à peu près les seuls moyens préconisés par les hydrologistes pour combattre l'affection qui nous occupe. On tient en général peu de compte de la composition chimique, et les sources les plus faiblement minéralisées sont réputées les meilleures, si elles sont très chaudes et pourvues des appareils balnéo-thérapiques nécessaires.

Cette tendance du plus grand nombre des médecins à réduire à cette simple expression le traitement thermal du rhumatisme, a laissé supposer au malade qu'il lui devenait facile de se soigner lui-même. De là, des accidents fréquents, des aggravations inattendues, des échecs nombreux qu'explique seule l'incurie du malade. Car le rhumatisme est rarement simple : il revêt des formes si diverses, selon qu'il siége dans tel ou tel tissu, dans tel ou tel organe extérieur ou intérieur ; il est, dans quelques circonstances souvent difficiles à saisir, si impressionné par le traitement thermal, même le moins énergique, qu'on ne saurait être trop prudent. Il est donc toujours nécessaire pour instituer une médication utile et sans danger, d'étudier avec un soin scrupuleux : la constitution, le tempérament, l'âge, le sexe, le genre de vie du malade; le siége, la forme, la durée et la marche de la maladie.

Aussi, pour nous, la médication thermale du rhumatisme ne se réduit pas à administrer indistinctement des bains très chauds et des douches très chaudes. Car, dans un grand nombre de cas, ces moyens peuvent déterminer des accidents graves, non seulement en affaiblissant la peau, mais encore en surexcitant outre mesure les douleurs et déterminant une véritable atteinte de rhumatisme aigu; ou bien aussi en suractivant le système circulatoire dans des cas malheureusement trop fréquents de complications cardiaques. Non, la thérapeutique du rhumatisme ne consiste pas plus à administrer des bains très chauds qu'à employer toujours un traitement hydrothérapique.

Cette diathèse toujours identique à elle-même, que l'on distingue en général facilement de toute autre, donne lieu néanmoins aux troubles les plus variés, aux manifestations les plus inattendues, et présente dans certains cas des difficultés sérieuses de diagnostic, parce qu'elle se confond alors avec d'autres états morbides qu'elle entretient ou qu'elle provoque, et qui n'en sont souvent que l'expression insolite. Aussi cette maladie présente-t-elle des formes nombreuses qu'il est nécessaire de bien connaître pour éviter les insuccès et les incertitudes dans la pratique thermale. Elle a pour siége d'élection les séreuses, le tissu fibreux, le tissu chondroïde, et se montre, suivant les cas, sous forme de rhumatisme articulaire, musculaire, nerveux, cutané, viscéral. Cette considération du siége de la maladie est d'une grande importance au point de vue du traitement thermo-minéral. Aussi, ai-je cru devoir adopter cette classification dans l'exposé qui va suivre, me réservant toutefois, chemin faisant, de signaler les indications nouvelles qui pourraient naître dans certaines complications diathésiques ou autres.

CHAPITRE IER

Rhumatisme articulaire.

Le rhumatisme des articulations est sans contredit le plus important à étudier. Il est beaucoup plus fréquent que les autres formes de la diathèse rhumatismale; il en est pour ainsi dire, la manifestation typique, et présente un assez grand nombre de variétés offrant au point de vue du siége, de la marche, du pronostic et du traitement, des différences assez tranchées dont on doit évidemment tenir grand compte dans la pratique thermale.

Ces variétés peuvent se réduire à cinq principales : La forme aiguë, la forme sub-aiguë, la forme chronique progressive ou rhumatisme noueux, la forme chronique avec intermittences, et enfin le rhumatisme localisé sur une ou deux articulations.

La forme aiguë n'est pas du ressort de la thérapeutique thermale, nous n'avons donc pas à nous en occuper.

1° Rhumatisme sub-aigu. — Quand le rhumatisme articulaire prend cette forme, il a presque toujours débuté par l'état aigu, et souvent le cœur ou ses enveloppes sont le siége de l'inflammation spécifique.

A cause de cette complication cardiaque, à cause aussi de la facilité avec laquelle la fièvre s'allume et les douleurs s'exaspèrent, on doit recommander la plus grande prudence dans le traitement : un bain trop sulfureux, ou même, si le sujet est impressionnable, un bain de sulfuration moyenne détermine souvent des exacerbations violentes que l'on ne modère que très difficilement; il en est de même d'un bain à une température un peu trop élevée.

Ax, avec sa gamme thermo-sulfureuse, répond parfaitement à toutes les indications fournies par cette forme de rhumatisme qui, on le sait, intéresse, à peu près exclusivement, le tissu séreux. Ce sont les bains désulfurés ou très peu sulfureux qui doivent seuls être employés au début du traitement.

Les bains Rigal, du Breilh, et en particulier les numéros 1, 2, 3, 9 et 10, doivent surtout être préférés. On peut aussi conseiller avec avantage *les bains de la Gourguette, au Couloubret,* ainsi que les premiers numéros de la section Boulié, du Teich, c'est-à-dire ceux qui sont alimentés par l'eau de la source de la Pompe. Toutefois, il est important que la température de tous ces bains soit exactement réglée au-dessous de 35° centigrades.

OBSERVATION 1ʳᵉ. — M. M..., de Tarascon (Ariége), ancien marin, âgé de 40 ans, m'est adressé le 4 juillet 1866, par

M. le docteur Bonnans. — Il avait été atteint au mois de mai d'un rhumatisme articulaire aigu , ayant exigé l'emploi successif ou simultané du nitrate de potasse, de la digitale, du sulfate de quinine. Vers le 10 juin, le malade avait pu se lever, mais les articulations n'étaient point débarrassées, et l'arthrite rhumatismale paraissait, puis disparaissait pour se reproduire encore, tantôt sur un point, tantôt sur un autre. Comme cet état se prolongeait indéfiniment, M. le docteur Bonnans, constatant l'état apyrétique du malade, prescrivit un traitement par les eaux d'Ax, où M. M... arriva le 3 juillet.

Le 4 juillet au matin , je vis le malade et constatai l'état suivant : amaigrissement, figure pâle et comme un peu bouffie, les chairs sont flasques, les tissus décolorés; la peau est humide, sueurs abondantes pendant la nuit. — Les muscles de la région lombaire sont douloureux, mais les souffrances sont plus accusées aux hanches et surtout aux genoux qui sont tuméfiés et un peu rouges. Il n'existe aucune douleur aux membres supérieurs. — La langue est humide et sans enduit, et quoique l'appétit ne soit pas très vif, les fonctions digestives ne sont point troublées. Les battements du cœur sont réguliers et il n'existe aucun bruit anormal. Le pouls large et dépressible ne bat que 80 pulsations.

Prescription : deux bains de la Gourguette (Couloubret), tous les jours, à 34° centigrades.

Dès le premier jour, le malade retrouve le sommeil, et, le troisième jour, il peut avec l'aide de deux personnes, se rendre au bain éloigné d'environ 200 mètres. Le neuvième jour, c'est-à-dire le 13 juillet, l'amélioration est considérable et le malade peut faire quelques promenades sans aucun soutien.

Le 14 juillet, deux bains pris à une température de 36° centigrades ont déterminé une nouvelle crise : le malade a passé la nuit sans sommeil, la hanche et le genou gauche sont tuméfiés et très douloureux, la marche est devenue impossible. Le pouls est plus plein et plus fréquent (98 pulsations). — Prescription : 45 grammes sulfate de soude. — 15 juillet, même état. Prescription : Bains de la Gourguette à 34° centigrades.

A dater de ce moment les douleurs diminuent d'un jour à l'autre, et ont disparu complètement le 24 juillet, époque à laquelle le malade quitte la station.

OBSERVATION 2. — Le nommé Antoine H...., de Toulouse, tailleur de pierres, âgé de 31 ans, fut atteint en mars 1865, d'un rhumatisme articulaire aigu qui disparut incomplètement après un mois, pour se montrer de nouveau vers le milieu de juin, avec moins d'intensité que la première fois, mais avec une persistance désespérante. — Le malade vint faire à Ax un traitement thermal de quinze jours et eut le bonheur de voir disparaître toute trace de douleur et d'engorgement.

Les bains Rigal du Breilh furent exclusivement employés à une température inférieure à 35° centigrades.

OBSERVATION 3. — Au printemps de 1866, était survenue à Lézat (Ariége), une épidémie de rhumatisme articulaire aigu. Parmi les personnes atteintes, plusieurs n'ayant pu se débarrasser complètement de la maladie, furent envoyées à Ax par le docteur Mandillon, et sur cinq de ces malades, trois qui ne présentaient pas de complication cardiaque, trouvèrent dans nos eaux minérales une prompte et complète guérison. — Le traitement thermal se réduisit à l'emploi des bains de la Gourguette ou des bains Pilhes, du Couloubret, à une température toujours inférieure à 35° centigrades.

Quand, après un traitement plus ou moins prolongé, la turgescence articulaire et la douleur se sont calmées sous l'influence des premiers bains, on peut employer quelquefois des bains à sulfuration un peu plus élevée, tels que les bains Fontan mitigés du Breilh, les bains très barégineux de Pilhes, au Couloubret, les bains Astrié du Teich, faiblement sulfureux, mais dont la température moyenne est assez élevée (36°, 37° centigrades).

Les douches en arrosoir, à température modérée et à projection faible, peuvent aussi rendre quelques services; mais le moyen le plus efficace, c'est l'étuve, dont les effets expansifs sont considérables.

Il est important que tout phénomène fébrile, que tout éréthisme aient disparu; que les douleurs soient notablement affaiblies et qu'il n'existe aucune complication du côté du cœur, car des accidents quelquefois très graves pourraient en être la conséquence.

OBSERVATION 4. — M. H..., propriétaire des environs de Toulouse, âgé de 45 ans, fort et bien constitué, fut atteint, vers le milieu de juin 1865, d'un rhumatisme articulaire aigu dont l'intensité diminua peu à peu après

un mois de séjour au lit. Mais deux mois après, comme
aucune amélioration ne se produisait, que les articulations
étaient toujours déformées et douloureuses, ce malade, sur
les conseils de M. le Dr Dupin, se décida à venir demander
sa guérison aux eaux d'Ax, où il arriva le 9 septembre
1865. Le traitement consista d'abord en bains Boulié du
Teich, à une température inférieure à 35° centigrades. Le
17 septembre, M. H... fut mis à l'usage des bains Astrié
qui furent, à leur tour, remplacés, dès le 20 septembre,
par une étuve en caisse tous les jours. — Dix-huit jours
après son arrivée, le malade quittait l'établissement n'ayant
plus aucune trace de maladie.

Nombreuses sont le exacerbations de cette forme de
rhumatisme par suite des imprudences commises par les
malades. Et si je ne craignais de donner à ce mémoire une
longueur exagérée, je pourrais en citer plus de vingt
exemples. Toutefois je dois mentionner ici deux cas d'insuccès où l'on ne saurait invoquer cette cause. Le premier
est un malade de Tarascon (Ariége), qui, à cause de l'exacerbation provoquée sur les douleurs par les bains de la
Gourguette, fut obligé de suspendre son traitement.

Le second, habitant les environs de Foix, m'avait été
adressé par M. le docteur Dunac. Après un traitement de
plus de vingt jours, il a quitté Ax sans avoir constaté
aucun changement sérieux dans son état.

Je termine ces trop longs détails en signalant quelques
phénomènes particuliers qui, jusqu'à présent, n'ont jamais
attiré l'attention des observateurs, ou du moins n'ont
jamais été consignés dans aucune publication. — Le malade,

dont les articulations tuméfiées et douloureuses sont plongées dans de l'eau thermale d'Ax mesurant de 34 à 36° centigrades, éprouve, sur tous les points souffrants, une sensation de froid, alors que le reste du corps ne ressent d'autre impression que celle d'une douce chaleur. Il est un procédé très simple d'empêcher la production de ce phénomène : c'est de recouvrir d'un morceau de laine les articulations malades.

2° *Rhumatisme noueux*. — Le rhumatisme franchement chronique, appelé aussi rhumatisme articulaire progressif, est celui dans lequel les articulations malades restent toujours douloureuses. Ici les paroxysmes sont peu marqués et la maladie, quoique lente, fait des progrès incessants, déforme peu à peu les articulations et donne lieu à un travail morbide spécial, finissant quelquefois par souder ensemble les surfaces osseuses. Il débute presque toujours par la forme chronique et se montre surtout sur les petites articulations des pieds et des mains.

Dans cette manifestation spéciale de la diathèse qui nous occupe, si la séreuse articulaire est primitivement atteinte, bientôt tous les tissus conjonctifs (ligaments et cartilages) participent à l'irritation et se tuméfient lentement en subissant des déformations auxquelles il est souvent impossible de remédier.

Le tempérament lymphatique, l'habitation dans un lieu bas et humide, prédisposent surtout à cette forme de rhumatisme qui est rarement héréditaire; il ne s'observe presque jamais avant 40 ou 50 ans. Les paysans qui travaillent habituellement en plein air, exposés à toutes les intempéries, les anciens militaires qui ont vécu de la vie des camps en offrent de très fréquents exemples.

Ce rhumatisme des petites articulations est des plus rebelles, parce qu'il s'est en général développé lentement, sous l'influence d'une cause persistante.

Cependant le traitement d'Ax, énergiquement conduit, arrête toujours cette maladie dans sa marche ascendante et envahissante, la fait souvent rétrograder, la guérit quelquefois quand elle n'est pas trop ancienne ou trop invétérée. Mais pour obtenir ces résultats, il faut employer des bains très chauds et très sulfureux, des douches à forte pression et à haute température; il faut, en un mot, par tous les moyens possibles, chercher à exaspérer momentanément les douleurs. Si l'on y parvient, tandis que d'une part les douleurs augmentent, d'autre part la tuméfaction diminue et les mouvements deviennent de plus en plus faciles. Toutefois, après un temps variable, les douleurs se calment peu à peu, et peuvent même disparaître complètement dans quelques cas exceptionnels. Mais si ce but n'est pas atteint, si les douleurs n'ont pas été réveillées par le traitement minéral, il est certain qu'aucune amélioration immédiate ou consécutive ne suivra l'emploi des eaux thermales.

Il faut toujours trois ou quatre années pour obtenir une amélioration sensible et durable, et dans les cas peu nombreux de guérison, un temps beaucoup plus long est quelquefois nécessaire.

Ici, les sources les plus chaudes et les plus sulfurées de la station doivent toujours être préférées : ce sont les Bains-forts du Couloubret, les bains Astrié et les bains

Viguerie du Teich, les bains Fontan du Breilh. Les douches à forte projection et à haute température sont souvent éminemment utiles, et, dans certains cas particuliers, l'étuve en caisse peut rendre quelques services.

Observation 5. — Mme T..., de Gailhac (Tarn), m'est adressée le 20 juillet 1865, par M. le Dr Rigal. Cette dame, âgée de 57 ans, a vu, il y a quatre ans, les diverses articulations des doigts de la main devenir douloureuses et se tuméfier lentement. Les poignets ont été ensuite envahis par la maladie qui, depuis quelques mois commence aussi à se montrer au genou droit. Actuellement, les mouvements de flexion et d'extension des doigts sont très limités ; toutes les articulations des phalanges sont déformées et ont augmenté de volume. Les poignets eux-mêmes participent à cette déformation graduelle. Aucun autre trouble n'est survenu dans la santé générale.

Jusqu'au 30 juillet, cette dame fait un usage exclusif des *Bains-forts* du Couloubret, à 36° centigrades, et ne ressent aucun changement sensible dans son état. A dater de ce moment, la malade prend, tous les matins, une douche latérale à 45° centigrades et à forte pression, d'abord en arrosoir, et plus tard en colonne, et tous les soirs un Bain-fort du Couloubret.

Sous cette nouvelle influence, les douleurs s'exaspèrent peu à peu, en même temps que les mouvements des articulations malades sont plus faciles et que la tuméfaction diminue sensiblement. Mme T... quitte la station le 14 août, se trouvant notablement soulagée. Pendant les deux mois qui ont suivi l'usage des eaux, le traitement minéral a

2

continué son heureuse influence. Les régions malades avaient cessé d'être douloureuses, la tuméfaction avait encore diminué, et les doigts avaient presque repris toute leur mobilité normale.

Quand Mme T.... est revenue aux eaux, en 1866, la maladie qui, pendant trois ou quatre mois, était restée stationnaire, commençait à s'aggraver de nouveau. A la suite de sa seconde cure, Mme T.... se croyait presque guérie, quoiqu'il existât encore une tuméfaction légère des doigts et des poignets. Ce n'est qu'en 1867 que toute trace de maladie avait complètement disparu, après une troisième saison thermale.

OBSERVATION 6. — M. de L..., ancien militaire, âgé de 68 ans, a séjourné pendant plusieurs années en Afrique, où il a souvent été obligé de coucher sur la terre humide, quelquefois pendant des mois entiers. Il y a environ quinze ans qu'il ressentit les premières atteintes·de douleurs rhumatismales peu aiguës qui, pendant longtemps, ne gênèrent que très faiblement les mouvements. Elles avaient pour siége les doigts des deux mains, les poignets et les articulations tibio-tarsiennes. Ces douleurs se sont aggravées peu à peu à la suite de petits paroxysmes successifs survenant, en général, au printemps et en automne. Un traitement fait à Bains-les-bains en 1864, avait produit une légère amélioration bientôt disparue. M. de L... se décida à venir demander aux eaux d'Ax un soulagement plus durable. A son arrivée, le 26 juillet 1865, les articulations malades étaient tuméfiées et plus douloureuses que d'habitude; en d'autres termes, nous nous trouvions en pleine période paroxystique. Les bains Pilhes du Couloubret, administrés d'abord à une température modérée, calmèrent promptement les douleurs et les ramenèrent à l'état ordinaire.

Les Bains-forts à 36° et des douches en colonne à 45° centigrades furent ensuite administrés jusqu'à la fin du traitement, c'est-à-dire jusqu'au 13 août. A cette époque, diminution notable de la tuméfaction et de la douleur, facilité plus grande dans les mouvements.

L'automne se passe sans déterminer aucune crise; mais au printemps de 1866, il survient une légère exacerbation, et M. de L... vient suivre une nouvelle cure thermale qui se termine par une amélioration bien plus accusée que la première fois. ·

Les insuccès sont nombreux dans cette sorte de rhumatisme. En effet, le traitement nécessite toujours une assez longue durée et des moyens assez énergiques. De plus, cette maladie frappe surtout les habitants des campagnes, ceux qui se trouvent dans de mauvaises conditions d'habitation et de genre de vie, c'est-à-dire les indigents dont les ressources restreintes ne permettent pas un séjour aux eaux suffisamment prolongé.

3° Rhumatisme articulaire chronique avec rémittences sensibles ou même intermittences complètes. — Il se montre chez des sujets très divers de tempérament et de constitution. Les uns sont en effet lymphatiques, les autres sanguins; d'autres, au contraire, sont éminemment nerveux. Les constitutions les plus délicates comme les plus robustes n'en garantissent pas. Et cependant, les sujets qui en sont atteints prennent, en général, pendant la période d'exacerbation, un teint profondément anémié. Ici, comme dans la forme sub-aiguë, des divers tissus conjonctifs le tissu séreux paraît surtout être le siége de la maladie, et l'on remarque souvent un excès de fibrine dans le sang.

A des époques indéterminées, la maladie se manifeste par la tuméfaction et la douleur de certaines articulations, en général les grandes. Cette manifestation, qui ne s'accompagne presque jamais ni de rougeur ni de chaleur de la partie malade, dure plusieurs jours, plusieurs semaines, quelquefois plusieurs mois, et disparaît à peu près complètement pour reparaître ensuite à la moindre cause. A peine, dans quelques cas, constate-t-on la permanence de quelques douleurs vagues dans les articulations le plus habituellement atteintes.

Dans la cure, par les eaux d'Ax, de cette forme de l'affection rhumatismale, les indications doivent varier suivant l'ancienneté de la maladie et suivant le tempérament et la constitution du sujet. Ainsi, pour les tempéraments lymphatiques, les Bains-forts du Couloubret, les bains Fontan du Breilh, les bains Astrié du Teich seront plus spécialement recommandés ; quelquefois même, s'il existe en même temps une anémie profonde, on se trouvera bien de l'usage des bains Viguerie. Les douches générales ou locales, chaudes ou écossaises, pourront souvent être d'un grand secours. La nouvelle étuve à gradins de l'établissement thermal modèle, installée dans le voisinage d'un bassin d'immersion et d'une douche froide, pourra aussi, dans maintes circonstances, être employée avec succès. Si le sujet est nerveux et impressionnable, alors conviendront plus particulièrement les bains doux peu ou pas sulfureux (bains Pilhes et bains de la Gourguette, au Couloubret; bains Rigal du Breilh, bains Boulié du Teich). On pourra aussi quelquefois employer des douches de courte durée et à température modérée. Enfin, dans le cas où la maladie s'est développée sur un sujet à tempérament sanguin, ce sont les bains hyposulfités du Teich (bains Boulié) et les bains Fontan mitigés du Breilh qui sont surtout indiqués, à condition d'être administrés à une température très voisine de l'indifférente. On ne doit que très prudemment se servir de la douche et très exceptionnellement employer l'étuve, dont l'administration doit toujours être accompagnée des précautions nécessaires pour éviter les congestions viscérales qui pourraient se produire.

Cette forme est celle qui se rencontre le plus fréquemment dans la pratique thermale, et c'est elle qui donne aussi les plus nombreux exemples de complications cardiaques, surtout après les traitements irrationnels auxquels se soumettent encore trop souvent les malades livrés à leurs propres inspirations. Une foule de circonstances, de nuances individuelles peuvent faire varier les indications thermales, et la sagacité du médecin peut être souvent mise en défaut, s'il n'examine pas attentivement son malade.

OBSERVATION 7. — S. J..., âgé de 35 ans, journalier des environs de Castelnaudary, est envoyé par le Dr Depy aux eaux d'Ax, où il arrive le 4 juillet 1866. Depuis sept ans, cet homme, d'un tempérament lymphatique, a été atteint trois fois de rhumatisme articulaire. Il y a vingt mois, il eut une nouvelle crise dont il ne s'est plus débarrassé complètement. Les articulations des membres inférieurs sont actuellement le siége de la manifestation morbide; la douleur et la tuméfaction envahissent successivement les deux chevilles, les deux genoux, qui se prennent et se dégagent tour à tour, mais incomplètement.

Pendant les 22 jours qu'a duré le traitement, nous avons employé : 1º du 4 au 9 juillet, les bains Astrié du Téich, après lesquels aucun changement n'a été obtenu; 2º du 10 au 14 juillet, cinq étuves en caisse qui ont produit une amélioration sensible; 3º du 15 au 26 juillet, des douches ordinaires en arrosoir et plus tard en colonne à 45º centigrades, concurremment avec les bains Astrié à 36º centigrades. Cet homme a quitté Ax complètement débarrassé de ses douleurs.

Observation 8. — F., d'un tempérament très lymphatique, âgé de 21 ans, roulier à Vic-Dessos, est envoyé aux eaux d'Ax par le Dr Bonnans, pour se guérir d'un rhumatisme articulaire chronique dont la première manifestation remonte à deux années. A la moindre cause, les genoux et les chevilles se tuméfient et deviennent très douloureux. La crise se reproduit plusieurs fois dans le courant de l'année et se montre de plus en plus longue. Ce malade, arrivé le 25 août 1865, quitte la station le 11 septembre, se croyant complètement guéri. Mais une crise légère survenue au printemps suivant, le force à venir faire une nouvelle saison de quinze jours, au mois de juillet 1866. Cette fois, la guérison a été complète. La médication employée est la suivante : bains Astrié à 36º centigrades, douches ordinaires en arrosoir à 45º centigrades.

OBSERVATION 9. — Mme C., de Toulouse, très impressionnable, âgée de 59 ans, nous est adressée par le Dr Estévenet, le 22 juillet 1866, pour se guérir d'un rhumatisme articulaire chronique s'accompagnant de paroxysmes très marqués à la moindre cause. Les bains Boulié du Teich, à 35° centigrades, et quelques douches ordinaires en arrosoir, à 40° centigrades, la débarrassent en 20 jours de toute manifestation.

OBSERVATION 10. — Louis M., d'Alby, cultivateur âgé de 20 ans, se rend à Ax sur l'ordonnance du Dr Séguin, le 26 juillet 1866, pour se guérir de douleurs rhumatismales articulaires généralisées et se montrant successivement sur toutes les grandes articulations des membres, qui se tuméfient alors légèrement et deviennent très douloureuses. Cet état dure depuis quatre ans avec des intermittences de courte durée. Les bains Astrié et les douches ordinaires en arrosoir ont fait disparaître, en 24 jours, toute trace de maladie.

OBSERVATION 11. — Mme T., de Moissac, âgée de 56 ans, d'un tempérament lymphatique sanguin, par l'emploi successif des bains Rigal et des bains Fontan du Breilh, a vu s'améliorer notablement un rhumatisme articulaire chronique qui la tourmentait depuis plusieurs années. Le traitement, commencé le 26 juillet 1866, s'est terminé le 10 août.

Le rhumatisme articulaire chronique revêt quelquefois une forme spéciale à laquelle on peut donner le nom de *goutteuse*, parce que les phénomènes locaux, qui sont très intenses, prennent rapidement le caractère de l'arthrite franche, sans avoir toutefois la persistance de l'inflammation ordinaire de l'articulation. Ce rhumatisme, que l'on ne rencontre guère que chez les sujets sanguins, ne diffère de la goutte que par le lieu d'élection (grandes articulations) et par la brièveté des attaques. Comme dans la goutte, lors des accès, les urines secrètent en abondance de l'acide urique et de l'urate de chaux.

Cette forme éréthique de la maladie exige une grande douceur dans le traitement et une graduation lente dans l'énergie des moyens employés, parce qu'à la moindre cause l'arthrite spécifique se développe et quelquefois avec une extrême violence. Dans l'espace de quelques heures, l'articulation, devenue rouge, chaude et tuméfiée, se trouve immobilisée par la douleur.

Aussi, malgré l'état apparent de santé, doit-on recommander au baigneur l'emploi des bains désulfurés (bains Rigal, bains Boulié du Teich), et ce n'est qu'après quelques jours de traitement qu'on peut essayer les bains à sulfuration faible (bains de la Gourguette et bains Pilhes, au Couloubret; bains Fontan blanchis du Breilh). Quelquefois les douches générales à température modérée peuvent trouver une application utile en stimulant doucement la peau; mais il faut proscrire d'une manière absolue les douches latérales administrées seulement sur les articulations atteintes ordinairement et dans leur voisinage.

Si, par suite d'un traitement trop excitant, on a déterminé l'inflammation rhumatismale sur une ou deux des articulations habituellement envahies, il n'est point nécessaire de suspendre la médication thermale, et il m'est souvent arrivé de voir l'arthrite se modérer et disparaître rapidement sous l'influence des bains désulfurés que je viens d'indiquer. Il est vrai que je suis dans l'habitude de joindre à cette médication externe l'usage interne des sources alcalines de la Canalette, au Couloubret, de l'Eau-bleue et de Saint-Roch, à gauche, au Teich. Ces buvettes, comme on le sait, ont, sur l'appareil urinaire, une influence très rapide que l'on attribue à la forte proportion de *silicate de soude* qu'elles tiennent en dissolution. En effet, dès le premier jour, l'urine devient plus claire, plus abondante, et laisse déposer une moins grande quantité d'acide urique.

OBSERVATION 12. — Mme de P..., de Toulouse, âgée de 45 ans, d'un tempérament lymphatique sanguin, d'une bonne constitution, fut atteinte, il y a environ dix ans, d'un rhumatisme articulaire aigu qui la retint au lit pendant plus d'un mois, et dont elle fut complètement débarrassée pour un certain temps.

Depuis lors, la maladie s'est reproduite plusieurs fois, à des époques indéterminées, avec les caractères suivants :

Au moment de la plus parfaite santé, Mme de P... est prise d'une douleur très vive dans une des deux articulations des genoux. En général, le mal débute le soir; il fait pendant la nuit des progrès rapides, et le lendemain le genou a acquis un volume considérable; il est rouge, très douloureux au toucher, et le membre malade ne peut exécuter aucun mouvement. En même temps, les urines se troublent et laissent déposer une grande quantité de sable rouge. Pendant ces paroxysmes, la santé générale n'est point troublée, et la circulation conserve son rhythme normal. Après 6 ou 7 jours, rarement moins, la maladie disparait promptement pour se porter sur l'articulation symétrique, qui rougit, se tuméfie et devient douloureuse, mais à un moindre degré.

Mme de P... commence son traitement le 11 juillet 1864. A ce moment, il n'existe aucune douleur, et la santé générale est parfaite. Les Bains-forts du Couloubret sont d'abord employés; mais, dès le premier bain, il survient une douleur et un peu de tuméfaction au genou gauche, et au troisième bain, c'est-à-dire le 14 juillet, Mme de P... est obligée de garder le lit. Le genou est rouge, très tuméfié et très douloureux; aucun mouvement du membre n'est possible. Pas de fièvre et pas de troubles généraux. Les urines, peu abondantes, sont acides et assez colorées, moins toutefois que lors des crises ordinaires.

Le 15 juillet, Mme de P... prend matin et soir un bain Rigal à 34°, 35° centigrades, et, dès le 18, tous les phénomènes d'arthrite ont complètement disparu et le traitement minéral n'est plus entravé par aucune rechute.

N'ayant eu aucun renseignement sur cette malade, je ne puis dire quel a été le résultat consécutif des eaux. Mais cette observation démontre qu'il n'y a pas lieu de suspendre la cure thermale pendant un paroxysme, et que certaines de nos sources peuvent produire un effet sédatif sur l'*arthrite spécifique* même la plus aiguë.

Observation 13. — M. Alexis P..., patron de barque sur le canal du Midi, m'est adressé par le Dr Marfan, de Castelnaudary, pour se guérir d'un rhumatisme articulaire qui le tourmente périodiquement depuis treize ans. Agé de 45 ans, il est sanguin, fort et bien constitué. Il a constamment mené une vie très active, et attribue son affection rhumatismale au séjour presque permanent qu'il fait dans sa barque. Deux ou trois fois par an, il est pris de douleurs articulaires avec tuméfaction et rougeur de la partie malade. Ces douleurs, très mobiles et très vives, envahissent successivement plusieurs articulations, mais plus particulièrement les genoux et les poignets, et ne disparaissent qu'après quinze jours ou trois semaines de durée; quelquefois même, les phénomènes inflammatoires qui se sont développés sur certaines articulations ont acquis un tel degré d'acuité, que des applications de sangsues ont été nécessaires. Un traitement, fait à Ax il y a six ans par les bains Rigal et les bains Fontan du Breilh, avait empêché pendant quelque temps la production presque périodique des douleurs.

A son arrivée, le 24 juillet 1865, M. P... ne présente aucune manifestation morbide et croit pouvoir, sans inconvénients, employer, dès le début, les bains Fontan du Breilh; mais après 6 jours de ce traitement, et dans l'espace d'une nuit, le poignet droit s'est tuméfié, a rougi et est devenu très douloureux.

Prescription : Bains Rigal (n°s 1, 2, 3, 9, 10), deux par jour, à 34°, 35° centigrades.

Dès le premier bain, l'amélioration se déclare, et le 7 août, c'est-à-dire 6 jours après le début de l'arthrite, toute tuméfaction et toute douleur avaient complètement disparu; aucune autre articulation n'a été envahie. Le traitement s'est prolongé jusqu'au 25 août, et tout fait supposer que ce malade aura obtenu par sa seconde cure une nouvelle *amélioration*.

4° Rhumatisme localisé. — D'après quelques auteurs, il existe entre le rhumatisme et la scrofule « un tel antago- « nisme, que jamais un scrofuleux ne se plaint de dou- « leurs rhumatismales, et que jamais un rhumatisant ne « présente aucune des manifestations de la scrofule. » Ces deux maladies s'exclueraient donc réciproquement. L'expérience clinique nous démontre le contraire, et s'il ne m'a pas été donné de voir beaucoup de scrofuleux de- venir rhumatisants, j'ai du moins rencontré un assez grand nombre de manifestations scrofuleuses succéder à des rhumatismes articulaires, et notamment au rhumatisme articulaire aigu. En effet, chez des sujets à tempérament lymphatique qui ont eu déjà dans leur jeune âge des atteintes légères de scrofule (gourmes, engorgements gan- glionnaires), le rhumatisme, après avoir envahi diverses régions, se localise en dernier lieu sur une ou deux grandes articulations. Abandonnée à elle-même, cette maladie, d'origine *rhumatismale,* se transforme peu à peu, et après avoir détruit le tissu conjonctif (ligaments, cartilages), atteint l'extrémité spongieuse de l'os, et une tumeur blanche s'établit.

La localisation du rhumatisme est loin d'avoir cette gravité chez les sujets qui ne sont pas prédisposés à la scrofule, et l'articulation restée malade reprend vite ses dimensions normales sous l'influence du traitement miné- ral. Il est souvent difficile de poser, au début, un pronostic certain. La tumeur rhumatismale s'est-elle, oui ou non, transformée? car de là dépend le succès rapide du traitement. Voici quelques signes qui, à mon avis, peuvent être d'un grand secours pour la solution de la question posée : Ce sont d'abord les antécédents scrofuleux du malade. De plus, la tumeur simplement rhumatismale a une tendance peu marquée vers la suppuration ; la tuméfaction péri-articulaire est en général très uniforme, et l'on n'y remarque jamais ces îlots, ces bosselures dus à des amas de matière tuberculeuse et que l'on observe si fréquemment sur les tumeurs blanches de nature scrofuleuse.

Dans le rhumatisme localisé, le traitement minéral peut acquérir une assez grande énergie, surtout quand la localisation est ancienne et qu'il n'y a pas eu transformation de la tumeur rhumatismale en tumeur blanche proprement dite.

Les Bains-forts du Couloubret, les bains Viguerie du Teich, les douches prolongées et à haute température sont surtout applicables à cette cure toute spéciale. Dans les cas de transformation scrofuleuse, il y a toujours à craindre qu'un traitement local trop énergique, au lieu de déterminer la résolution de l'engorgement, ne donne lieu à la suppuration de la tumeur.

Observation 14.—J. J..., de Castel-Sarrazin, cultivateur* âgé de 26 ans, arrive à Ax le 28 juillet 1866. Il a eu, il y a dix-huit mois, un rhumatisme articulaire aigu à la suite duquel l'articulation du genou droit et l'articulation tibio-tarsienne du même côté sont restées tuméfiées et douloureuses. Plusieurs vésicatoires appliqués sur les régions malades n'ont produit aucun résultat. Actuellement, on trouve le genou notablement augmenté de volume; l'engorgement est uniforme, les mouvements de flexion de la jambe sur la cuisse sont à peu près impossibles, et l'on croit, par la pression, remarquer un peu de fluctuation profonde; la douleur est très modérée. L'articulation tibio-tarsienne ne paraît pas entièrement envahie par la maladie; en effet, la tuméfaction n'existe que du côté de la malléole interne, où l'on perçoit aussi une fluctuation évidente; les mouvements, quoique un peu douloureux, sont presque aussi étendus qu'à l'état normal.

Après un mois de traitement, toute trace d'engorgement a complètement disparu à la cheville; la tumeur du genou a notablement diminué; les mouvements de l'articulation sont presque normaux, et tout fait présumer une guérison prochaine.

Le traitement a consisté d'abord en quelques bains Boulié précédés d'une douche en arrosoir, à forte pression et à 40° centigrades, d'un quart d'heure de durée, dirigée sur tout le membre inférieur droit. Après quelques jours, les bains Boulié ont été remplacés par les bains Astrié du Teich, et les grandes douches en arrosoir ont fait place aux douches en colonne.

OBSERVATION 15. — Mme B., de Toulouse, arrive à Ax le 17 août 1866, pour se guérir d'une douleur rhumatismale avec tuméfaction légère fixée au genou droit depuis plusieurs années. Les bains Pilhes du Couloubret et les douches ordinaires à 40° centigrades ont fait disparaître en 15 jours toute trace de maladie.

OBSERVATION 16. — C. T...., de Monestrat (H^te^-Garonne), propriétaire âgé de 22 ans, a eu, il y a un an, un rhumatisme articulaire aigu qui a laissé aux deux articulations tibio-tarsiennes un peu de douleur et d'engorgement. Arrivé à Ax le 1er septembre 1864, il en repart, le 22, complètement débarrassé par les bains Astrié du Teich et les douches ordinaires en arrosoir et en colonne.

OBSERVATION 17.—M..., serrurier-mécanicien de l'Ariége, à la suite d'un rhumatisme articulaire aigu, eut une tuméfaction persistante au genou droit, pour laquelle il vint faire à Ax, en 1866, une cure thermale de 25 jours. Les bains Astrié et des douches en arrosoir à une température modérée déterminèrent une amélioration de courte durée, car, après quelques mois, la maladie s'aggrava notablement ; plusieurs trajets fistuleux se formèrent, et quand le malade est revenu en 1867, il avait une tumeur blanche suppurée de l'articulation du genou.

OBSERVATION 18. — Mme D., de Mirepoix, âgée de 44 ans, arrive à Ax sur les indications du Dr Barrière, le 16 juillet 1867, pour se guérir d'une coxalgie rhumatismale qui la tourmente depuis plus de deux ans. Les douleurs survenues antérieurement sur d'autres points ne laissent aucun doute sur l'origine rhumatismale de la maladie. Les bains Astrié et les douches en arrosoir à 40° centigrades suffisent pour produire en 15 jours une notable amélioration.

Malgré le succès obtenu dans cette observation et dans beaucoup d'autres que je pourrais citer ici, je dois dire

que la coxalgie, surtout lorsqu'elle est ancienne, est la plus
rebelle de toutes les localisations du rhumatisme, parce
que les changements morbides survenus dans l'articulation
coxo-fémorale peuvent entraîner quelquefois une modifi-
cation dans les rapports des surfaces osseuses, et que souvent la douleur permanente détermine une déviation des
muscles du bassin qui pourrait faire croire au raccourcis-
sement du membre malade, et qui ne cesse pas toujours
en même temps que la maladie.

Pour en finir avec le rhumatisme articulaire, il nous
resterait encore à étudier les cas assez nombreux de rhumatisme développé sous l'influence de l'état puerpéral;
mais aucune indication nouvelle ne peut être fournie par
cette complication. Je dois dire cependant que, malgré
l'acuité apparente de la maladie, un traitement minéral
assez énergique l'améliore très rapidement et la guérit
en peu de jours. C'est qu'ici l'anémie, jointe à un affaiblis-
sement remarquable de la peau, paraît être le symptôme
dominant de l'affection. Les eaux, en suractivant tous les
systèmes organiques, en tonifiant la peau et régularisant
ses fonctions, peut-être aussi en purgeant l'économie des
principes infectieux qui, d'après quelques médecins, ont
développé et entretiennent le mal, font vite disparaître la
maladie principale.

Le rhumatisme uréthral et l'uréthrite qui l'a provoqué
sont encore plus promptement guéris par la cure thermale.

CHAPITRE II

Rhumatisme musculaire — Névralgies rhumatismales.

Les considérations dans lesquelles je viens d'entrer au sujet du rhumatisme articulaire, abrégeront ici singulièrement ma tâche ; car, au point de vue du traitement comme au point de vue des causes, de la marche, du siége, etc., il existe plus d'un point de contact entre les diverses formes de la diathèse rhumatismale.

§ 1er. — *Rhumatisme musculaire.*

Le rhumatisme qui se développe sur les muscles ne prend pas toujours une marche identique ; comme le rhumatisme articulaire, il peut, suivant les sujets qu'il atteint, présenter des différences notables qui modifieront profondément le traitement thermal à lui opposer.

Quelquefois il revêt une forme bénigne se traduisant par des douleurs plus ou moins aiguës sur un muscle ou sur tous les muscles d'une même région ; ces douleurs, en général assez passagères, disparaissent pour se développer et s'éteindre successivement sur plusieurs autres points. Ici, l'on ne remarque point, comme dans le rhumatisme articulaire, l'invasion des régions musculaires symétriques. Ce rhumatisme mobile est rapidement amendé par le traitement minéral quel qu'il soit, pourvu, cependant, que les douleurs soient dans leur période de déclin.

Si, au contraire, la manifestation débute, le traitement doit être très ménagé, et l'on doit commencer par les sources douces, pour arriver par gradation à l'emploi des sources sulfureuses moyennes ou fortes.

Après quelques bains, quand les douleurs commencent à se calmer, on doit administrer, en outre, des douches générales tièdes et très courtes, dont on augmente peu à peu la durée et la température, à mesure que la sédation se prononce davantage.

OBSERVATION 19. — Mme R..., de Pamiers, âgée de 57 ans, d'un tempérament lymphatique, est atteinte depuis trois ans de douleurs musculaires survenant à des époques irrégulières et se faisant sentir tantôt en un point, tantôt en un autre.

Un traitement thermal de quinze jours, commencé à Ax le 18 juillet 1866, a suffi pour la débarrasser de toute manifestation morbide. Le traitement a consisté en bains Boulié du Teich, à 35° centigrades, et en douches en arrosoir à 38°, 40° centigrades.

OBSERVATION 20. — J.-B. A... est âgé de 52 ans ; il

habite les environs de Castillon (Ariége) et a toujours tra-
vaillé dans des caves humides. C'est à cela qu'il attribue
les douleurs musculaires qui le tourmentent depuis vingt
ans et pour lesquelles il est allé plusieurs fois aux eaux
d'Audinac. Ces douleurs se montrent indifféremment aux
membres inférieurs, aux bras, aux lombes, mais plus particulièrement aux moignons des épaules. Ce malade, arrivé
à Ax le 27 juillet 1866, en repart le 12 août, ne se plaignant
plus d'aucune douleur. Il avait pris, dans cet espace de
temps, six bains Boulié du Teich, douze bains Astrié et
douze douches en arrosoir, à 40° centigrades, de dix à
vingt minutes de durée.

OBSERVATION 21. — Mme J. M..., de Labouterie (Tarn),
âgée de 43 ans, est envoyée aux eaux d'Ax par le Dr Cal-
mels, le 14 juillet 1864. Depuis dix ans, elle se plaint de
douleurs musculaires plus ou moins aiguës se manifestant
sur toutes les régions du corps, tantôt en un point, tantôt
en un autre. 30 bains au Couloubret, savoir : 14 bains
Pilhes et 16 Bains-forts ont suffi pour amener la disparition
des douleurs.

D'autres fois, le rhumatisme musculaire se localise sur
les muscles d'une région, en détermine lentement l'atrophie et est souvent la cause de rétractions tendineuses qui
déforment les parties malades. Les douleurs qu'il détermine sont peu violentes; rarement elles s'exaspèrent d'une
manière très marquée, mais aussi elles ont une persistance et une ténacité qui fait le désespoir du malade. Dans
ce cas, un traitement local énergique est nécessaire; il faut

à tout prix aviver la douleur et ne pas craindre l'emploi de bains très chauds, de douches très chaudes et très prolongées. Il faut, néanmoins, dans l'emploi de ces moyens violents, tenir compte du siége de la maladie et n'en user qu'avec un certain ménagement pour les localisations rhumatismales dans les muscles du cou, du moignon de l'épaule, du thorax, des gouttières vertébrales, etc.

OBSERVATION 22. — G... M..., de Rabastens, âgée de 60 ans, est envoyée aux eaux d'Ax, le 14 juillet 1864, par le Dr Bérenguier, pour se débarrasser d'un torticolis rhumatismal qui la tourmente depuis plus de huit mois. Les douleurs ont envahi peu à peu tous les muscles de la région droite du cou, le deltoïde, le grand dorsal et les pectoraux. Les bains Astrié du Teich, aidés de douches en arrosoir à 40° centigradés, de 10 à 15 minutes, et, sur la fin du traitement, 5 étuves, ont amené un soulagement notable.

En 1865, nouvelle cure plus prolongée; la force et la durée des douches ont été augmentées; nouvelle amélioration bien plus marquée. Troisième saison en 1866, et disparition complète de toute douleur.

OBSERVATION 23. — Mme H. B..., du Gard, âgée de 39 ans, d'un tempérament lymphatique, a vu depuis huit ans se développer lentement des douleurs siégeant d'abord dans les pieds, s'étendant peu à peu aux muscles des mollets et des cuisses, dont elles ont déterminé la raideur. Jamais les articulations n'ont été ni tuméfiées ni douloureuses. La marche est actuellement très pénible, et il est impossible à la malade d'exécuter sans aide l'ascension d'un escalier.

Cette dame, arrivée à Ax le 30 juin 1865, a commencé immédiatement un traitement minéral qui a consisté d'abord en bains Fontan et douches ordinaires à 45° centigrades. Après quinze jours, aucun changement n'étant survenu, elle emploie les douches à forte pression et à haute température. Sous cette influence, les douleurs s'avivent enfin, et Mme B... remarque avec satisfaction que les mouvements sont déjà plus faciles. Elle quitte Ax le 30 juillet, et pendant deux mois voit peu à peu diminuer ses douleurs.

Une seconde et une troisième saison, en 1866 et en 1867, ont été nécessaires pour opérer une guérison à peu près complète.

§ 2. — *Rhumatisme nerveux.*

La forme la plus commune du rhumatisme musculaire, c'est le lumbago, cette singulière manifestation qui saisit tout à coup au moment d'un parfait état de santé apparente, et qui rend souvent la vie insupportable aux malheureux qui en sont atteints. Le lumbago constitue, comme la transition du rhumatisme musculaire au rhumatisme nerveux; il coïncide, en effet, fréquemment avec la névralgie sciatique ou crurale, et il est difficile, au point de vue thérapeutique, de le séparer des névralgies rhumatismales.

M. le Dr Alibert a remarqué que le lumbago acquiert quelquefois, sous l'influence de l'eau minérale, un tel degré d'acuité, qu'il devient nécessaire d'interrompre toute pratique thermale. Les accidents de cette nature ne sont pas rares, et je pourrais au besoin en citer plusieurs exemples; mais je crois que cela n'arrive que par suite d'un traitement thermal mal dirigé. En effet, le lumbago est probablement la névralgie du plexus lumbo-sacré; or, pour instituer le traitement d'une névralgie quelconque, il est important de tenir compte de la constitution du sujet, de la durée du mal, de la période à laquelle il se trouve, et surtout de la marche qu'il affecte le plus ordinairement.

Au point de vue qui nous occupe dans ce travail, les névralgies rhumatismales ne peuvent être distinguées les unes des autres que par leur siége. Il est impossible de grouper ensemble quelques-unes de ces manifestations bizarres, d'en prévoir pour ainsi dire la marche, et de poser des bases certaines de traitement. Chaque malade est ici, plus que pour toute autre maladie, une véritable individualité morbide, et doit être, à ce titre, l'objet d'un examen attentif de la part du médecin, qui formulera son traitement en tenant compte de toutes les causes pouvant plus ou moins influer sur la marche de la névralgie et en réveiller l'acuité.

On peut cependant poser quelques indications générales qui, tout en étant vraies dans la majorité des cas, peuvent, à un moment donné, mettre en défaut la sagacité du médecin le plus prudent.

Si la névralgie est récente et qu'elle se soit développée sur un sujet fort et vigoureux, à tempérament sanguin, il faudra, de préférence, employer les bains désulfurés du Teich, les bains alcalins du Breilh (nos 1, 2, 3, 9, 10), surtout quand les douleurs sont très vives ou s'exaspèrent très facilement. Une fois cette première acuité calmée, on pourra recommander les étuves, mais avec de grands ménagements. Les douches, et surtout les douches en colonne et à haute température, sont formellement contr'indiquées.

Si la névralgie dure déjà depuis un temps plus ou moins long ; si les douleurs ne sont pas trop aiguës et qu'elles ne s'exaspèrent point à la moindre cause ; si, en outre, le sujet est fort et robuste, on se trouvera bien d'employer les étuves dès le début, en les alternant avec des bains légèrement sulfureux (Gourguette, Pilhes du Couloubret). Des douches générales à température modérée pourront aussi trouver leur utilité, à la condition de ne pas être exclusivement dirigées sur les parties souffrantes.

Quand la maladie s'est développée sur une organisation nerveuse et délicate, il convient de prescrire les bains doux à basse température en les combinant quelquefois avec des douches en arrosoir à pression et à température modérées.

Lorsque la névralgie a pris naissance sur un tempérament lymphatique, qu'elle dure depuis longtemps ; lorsqu'elle a déterminé lentement l'atrophie des muscles innervés par le nerf malade, alors un traitement énergique devient nécessaire : il faut réveiller la vitalité endormie. Les bains chauds et très sulfureux, les douches écossaises à forte pression sont les meilleurs moyens à opposer à la maladie qui nous occupe.

Toutefois, dans quelques circonstances exceptionnelles, si la douleur, malgré sa durée, a conservé son intensité première et a réagi sur tout le système en déterminant l'amaigrissement progressif du malade, il est nécessaire d'employer au début un traitement simplement sédatif. On peut ainsi détruire les effets désastreux produits souvent par les applications topiques irritantes qui avaient eu pour but d'arrêter la manifestation morbide. Mais, dès que la douleur est calmée, on doit faire usage de moyens graduellement plus énergiques.

Du reste, au début du traitement d'une névralgie quelconque, il faut procéder avec une grande prudence, n'augmenter que progressivement l'énergie des agents employés, s'arrêter ou même rétrocéder à la moindre recrudescence de la maladie, et attendre que la douleur, exaspérée ainsi artificiellement, se soit insensiblement calmée.

OBSERVATION 24. — M. V...., de Bordeaux, négociant âgé de 44 ans, d'un tempérament sanguin, arrive aux eaux d'Ax le 17 juillet 1864, pour se débarrasser d'un lumbago et d'une névralgie sciatique à droite, qui se montrent avec une grande acuité, surtout pendant la saison chaude. Les bains Boulié à 35° centigrades et l'Eau-bleue en boisson, calment rapidement la manifestation morbide, qui a complètement disparu le 5 août, jour du départ de M. V...

OBSERVATION 25. — Mme D..., de Foix, tempérament nerveux, nous est adressée, le 18 juillet 1864, par le Dr Dunac. Depuis un an, cette dame souffrait d'une névralgie sciatique à gauche avec des alternatives diverses. La douleur a complètement disparu en 15 jours, sous l'influence des bains Fontan mitigés du Breilh, et des douches en arrosoir à 40° centigrades.

Observation 26. — M. E., de St-Léon, maître forgeron, d'un tempérament lymphatique sanguin et d'une bonne constitution, est atteint depuis trois mois d'un lumbago dont l'acuité primitive s'est calmée sous l'influence d'une forte application de sangsues. Il arrive à Ax le 10 août 1864, et a le bonheur de voir disparaître sa douleur par l'emploi simultané des bains Boulié du Teich et de l'Eau-bleue en boisson.

Observation 27. — Victor Faur..., âgé de 52 ans, d'un tempérament sanguin, d'une forte constitution, a été atteint, le 12 mai 1865, d'une névralgie sciatique du membre droit qui l'a forcé à ne plus quitter le lit jusqu'au 26 juin, époque à laquelle il se décide à partir pour Ax. La douleur avait résisté aux traitements les plus rationnels et les plus énergiques (sangsues, vésicatoires morphinés, liniments de toutes sortes). Le lendemain de son arrivée, c'est-à-dire le 28 juin, je trouve F... étendu sur son lit et incapable de faire le moindre mouvement sans provoquer dans le membre malade des douleurs intolérables. Les dix premiers jours, il est transporté à l'établissement du Breilh, où il prend matin et soir un bain de deux heures aux n°s 1, 2, 3 de la section Rigal. Sous cette influence, la douleur se calme peu à peu, et nous croyons alors pouvoir essayer une douche en arrosoir à 40° centigrades, mais immédiate-ment le mal se réveille presque aussi violent qu'au début, et nous revenons à l'emploi des bains Rigal pendant huit autres jours. Deux étuves sont alors administrées, mais elles ont les mêmes conséquences que la douche. Nous re-nonçons définitivement à tout autre moyen, et les bains

Rigal sont seuls continués jusqu'au 18 juillet, jour du départ de F... A cette époque, la douleur avait presque disparu, et le malade n'en ressentait quelques légères atteintes que vers la fin de la nuit.

Quinze jours après son retour, F... n'éprouvait plus aucun mal et se croyait complètement guéri. Il est cependant revenu, en 1866, faire une seconde cure par les bains Fontan mitigés et les douches en arrosoir à 40° centigrades. Au début de ce traitement, la névralgie s'est réveillée légèrement pour disparaître tout à fait après le huitième jour.

OBSERVATION 28. — M. R..., de Montpellier, professeur, âgé de 58 ans, était venu passer à Ax quelques jours de repos. Ayant eu, il y a environ 25 ans, une névralgie sciatique à gauche, il crut pouvoir prendre quelques bains minéraux à l'établissement du Couloubret. Le 12 août 1864, il prit d'abord un Bain-fort; le lendemain, comme la douleur avait reparu, il jugea prudent de se baigner à la section des bains Pilhes, et prit, le troisième jour, un bain de la Gourguette. Mais la névralgie sciatique était devenue de plus en plus violente, et pendant plus de quinze jours, le malade fut dans l'impossibilité de quitter le lit. Après l'emploi de quelques moyens pharmaceutiques, une série de bains doux le débarrasse lentement de cette douleur, évidemment survenue sous l'influence de l'eau minérale.

OBSERVATION 29. — Mlle B..., de Châteauroux, âgée de 15 ans, est une grande et belle jeune fille d'un tempérament lymphatique nerveux et d'une forte constitution. Il y a trois ans, elle fut atteinte d'un rhumatisme articulaire aigu qui ne laissa chez elle d'autres traces que quelques douleurs vagues aux articulations des membres inférieurs. Mais à la suite de cette affection est survenue une névralgie du nerf trifacial droit, qui a déterminé peu à peu la paralysie de tout le côté de la face. Les eaux de Néris ont produit, en 1865, une faible amélioration. C'est le 18 juin 1866 que Mlle B... arrive à Ax. A cette époque, la névralgie est encore très intense, et, par la pression, on provoque une douleur très aiguë aux points d'émergence des trois branches du nerf. On remarque, en outre, l'immobilité presque complète des muscles de la région droite de la face.

Après un mois de traitement par les bains Fontan mitigés et les douches filiformes sur la face, à pression de plus en plus énergique, la douleur a totalement disparu et la paralysie n'est plus sensible que pour l'observateur attentif. Une seconde saison, en 1867, a complètement rétabli notre jeune malade.

OBSERVATION 30. — M. G., de Salès du Salat, plâtrier, a souffert pendant plusieurs mois d'une névralgie sciatique à gauche, à la suite de laquelle le membre s'est lentement atrophié. Plusieurs médications très actives avaient échoué complètement. Un traitement, commencé le 29 juin 1866 et terminé le 25 juillet, en a amené la guérison. Il a consisté en bains Astrié, puis bains Viguerie du Teich et grandes douches écossaises.

OBSERVATION 31. — P. S..., de Saverdun, âgé de 25 ans, est atteint de paralysie du bras gauche, consécutive à une névralgie de cette région. La paralysie a débuté, il y a environ quatre mois, et ne permet plus au malade que des mouvements très limités. Le traitement par les eaux d'Ax, commencé le 3 août 1866, interrompu du 18 août au 2 septembre et continué alors pendant dix-huit jours, a déterminé une guérison complète.

CHAPITRE III

Rhumatisme viscéral.

La diathèse rhumatismale donne souvent lieu à des manifestations viscérales plus ou moins graves, plus ou moins durables : telles sont l'asthme, les bronchites et catarrhes chroniques, les dyspepsies gastriques ou intestinales, maladies qui trouvent toujours aux eaux thermales, sinon une prompte guérison, du moins un prompt soulagement. La plupart de ces manifestations particulières du rhumatisme exigent sans contredit des modifications importantes dans le traitement ; mais elles sont relativement peu fréquentes, et les modifications qu'elles entraînent sont, pour ainsi dire, indiquées par la nature même de la maladie et par celle de la fonction de l'organe souffrant ; il faut surtout surveiller attentivement la partie affectée, afin d'éviter les mouvements congestifs, les raptus violents que pourrait y produire la cure thermale conduite sans précautions et sans règles.

Mais il est d'autres manifestations viscérales du rhu-matisme qui doivent de préférence attirer l'attention, à cause des difficultés quelquefois très grandes qu'offre leur traitement thermal. Je veux parler des maladies du cœur.

Depuis les belles recherches de M. le professeur Bouil-laud, on sait combien sont fréquentes les endocardites qui se développent sous l'influence de la diathèse rhumatis-male. Grâce au grand nombre de rhumatisants qui se donnent, tous les ans, rendez-vous à la station d'Ax, j'ai pu étudier cette grave complication du rhumatisme, noter certaines lésions organiques qu'elle détermine et dont la principale est toujours l'hypertrophie partielle ou totale du cœur; j'ai pu aussi me convaincre de l'utilité, j'allais dire de la nécessité de la cure thermale dans une maladie qui offre si peu de chances de guérison ou même d'amélio-ration par les moyens pharmaceutiques dont nous dispo-sons aujourd'hui.

L'endocardite spécifique se développe surtout sous l'in-fluence du rhumatisme articulaire aigu ou sub-aigu; mais il n'est pas rare de la voir se manifester chez des rhuma-tisants dont l'affection a débuté d'emblée par la forme chronique. Dans ce dernier cas, elle peut produire des lésions d'autant plus graves qu'elle a été plus longtemps méconnue. En dehors de ma pratique thermale, il m'a été donné d'observer deux faits remarquables que je crois in-téressant de consigner ici. Il s'agissait de deux malades su-jets à des attaques fréquentes de rhumatisme articulaire, et chez lesquels l'endocardite apparaissait et disparaissait suivant que les douleurs s'aggravaient ou s'amendaient. En un mot, l'endocardite avait alors la mobilité de l'affection rhumatismale elle-même. L'accès une fois dissipé, il ne restait plus trace de l'affection cardiaque.

L'endocardite observée aux eaux est rarement simple, et se complique presque toujours de rétrécissements des orifices, d'insuffisances valvulaires et d'hypertrophie du cœur plus souvent excentrique que concentrique, parce que, en général, elle remonte à plusieurs mois, quelquefois même à plusieurs années. Ces lésions organiques, conséquences fatales de la phlegmasie de l'endocarde, ne sont pas toutes, au même titre, justiciables de la cure thermale; quelques-unes d'entre elles contr'indiquent même formellement l'emploi de toute eau minérale.

Il est utile, à ce sujet, d'entrer dans quelques détails :

Une contr'indication capitale presque toujours facile à reconnaître, c'est celle qui résulte de l'ancienneté de la maladie. L'hypertrophie ventriculaire, conséquence du rétrécissement aortique, est trop considérable, les parois du cœur ont trop perdu de leur élasticité naturelle pour espérer que le traitement minéral aura quelque influence salutaire. Cette influence même ne peut alors être que nuisible et favoriser la terminaison fatale, en suractivant la circulation, en usant rapidement le peu de ressort qui reste au muscle cardiaque, et en augmentant l'infiltration séreuse dont le tissu cellulaire et les organes parenchymenteux sont habituellement le siége dans cette période ultime de la maladie. Il me semble que la rupture du cœur pourrait être la conséquence d'un traitement thermal entrepris dans les cas d'amincissement trop avancé, tandis que si, au contraire, il y a hypertrophie concentrique, on doit redouter surtout l'hémorrhagie cérébrale ou pulmonaire.

Aussi, quand l'hypertrophie est considérable, qu'il existe des infiltrations séreuses indiquant que l'obstacle à la circulation est très prononcé; quand la cage thoracique a été déformée et que les battements cardiaques sont perceptibles à l'œil nu sur une grande étendue, qu'ils ont perdu leur netteté et se confondent, pour ainsi dire, avec un bruit de souffle rude et permanent, il n'y a pas lieu de tenter aucune sorte de traitement minéral.

Mais il n'en est pas de même quand l'endocardite est récente, quand les lésions qu'elle a déterminées sont encore peu avancées et que le cœur n'atteint pas des dimensions trop considérables. Alors le traitement thermal me semble éminemment utile; il peut non-seulement arrêter la maladie, mais même faire rétrocéder l'hypertrophie en détruisant les rétrécissements aortiques, qui sont presque toujours la conséquence fatale de l'endocardite. Le surcroît d'activité imprimé au système circulatoire par les eaux d'Ax, pourvu qu'il soit maintenu dans des limites excessivement faibles, aide très certainement à la résolution des produits morbides qui obstruent et gênent les orifices et les valvules. Il faut toutefois agir avec une grande prudence, redouter l'emploi des sources sulfurées fortes ou même moyennes, et proscrire absolument les pratiques hydro-thermales à température élevée, qui, plus encore peut-être que le principe sulfureux, surexcitent le système sanguin. On obtient bien, il est vrai, une amélioration marquée ou même une disparition de la manifestation externe de la diathèse rhumatismale; mais la maladie du cœur s'aggrave lentement, et comme la mort ne survient souvent que plusieurs années après, on n'observe pas de relation de cause à effet entre le traitement minéral et l'aggravation cardiaque. Je n'ignore pas que, même sans avoir subi l'influence d'un traitement thermal quelconque, le rhumatisant atteint de lésions cardiaques voit sa maladie du cœur s'aggraver peu à peu, et que tôt ou tard elle doit se terminer fatalement. Mais j'ai remarqué que, parmi les malades qui ont subi des traitements antirhumatismaux, la rapidité de la marche de l'hypertrophie s'est toujours trouvée en raison directe des traitements minéraux à haute thermalité antérieurement employés ; et cependant, ils ont presque toujours constaté à la suite de ces cures une amélioration marquée dans les symptômes extérieurs de l'affection rhumatismale. On doit donc, à notre avis, procéder avec beaucoup de ménagements et éviter, par tous les moyens possibles, la surexcitation que provoque toujours au début la médication thermale sulfureuse d'Ax, lorsqu'elle n'est pas graduée avec une grande prudence.

Il ressort de tout ce que nous venons de dire que les bains très sulfureux à température élevée, les douches chaudes et prolongées, sont autant de pratiques thermales auxquelles il faut renoncer d'une manière absolue. Il est même des cas dans lesquels la dyspnée est considérable, où le bain entier ne saurait être employé sans inconvénient, même à température sédative et à sulfuration nulle. Il faut alors le remplacer par le demi-bain, qui joint à son action minérale spéciale un effet dérivatif quelquefois très utile.

Les sections de bains qui jusqu'ici m'ont paru préférables sont les bains Rigal du Breilh (alcalins désulfurés à 34°, 35° centigrades), les bains Boulié du Teich (alcalins hyposulfités), les bains de la Gourguette, au Couloubret, très faiblement sulfureux, et les bains Pilhes (alcalins, très barégineux et peu sulfureux).

Les douches de courte durée, à température modérée, mais à force de projection énergique, administrées sur les membres inférieurs, produisent aussi d'excellents effets dérivatifs.

Les douches ascendantes rectales, en faisant cesser l'obstruction abdominale qui accompagne si souvent les maladies cardiaques, en provoquant les hémorrhoïdes ou en les rappelant quand elles ont disparu, déterminent aussi, dans maintes circonstances, une révulsion des plus salutaires.

Les buvettes d'*eau sulfureuse dégénérée* doivent, à mon sens, être préférées à nos sources sulfureuses. En effet, elles sont moins excitantes, plus diurétiques, diminuent plus rapidement la plasticité du sang, et semblent, par cela même, avoir sur les produits morbides une action résolutive plus marquée.

OBSERVATION 32.—C. C..., charretier à Calmons (Tarn), âgé de 21 ans, d'un tempérament lymphatique, fut atteint, dans les premiers jours de mai 1866, d'un rhumatisme articulaire aigu qui le retint au lit pendant plus d'un mois, après quoi les douleurs se calmèrent sans disparaître, et l'appétit reprit peu à peu. Mais les articulations continuaient à se tuméfier pour se dégorger tour à tour; le pouls restait fréquent; il y avait, en outre, des palpitations, de l'essoufflement, et les forces ne revenaient point. M. le Dr Planque lui conseilla alors de partir pour Ax, où il arriva le 22 août 1866.

Ce jeune homme a le teint bouffi et anémié propre aux rhumatisants; il se plaint de douleurs aux articulations tibio-tarsiennes et surtout aux genoux, qui sont le siége d'une tuméfaction très apparente. Le pouls est régulier, large et peu résistant; il existe 105 pulsations par minute. Le malade est facilement essoufflé et éprouve en parlant le besoin de reprendre fréquemment haleine. La poitrine n'est point déformée, et le côté gauche ne présente aucune voussure. Les battements du cœur sont énergiques et soulèvent la partie antérieure du thorax. La matité paraît un peu plus étendue qu'à l'état normal; la pointe du cœur bat un peu au-dessous du cinquième espace intercostal. A l'auscultation, on remarque un bruit de *souffle rude* et assez prolongé survenant immédiatement après le premier temps, et dont on perçoit le maximum d'intensité à la base du cœur et à gauche. Il s'agissait évidemment d'une endocardite rhumatismale avec rétrécissement de l'orifice aortique.

Le traitement consista en un bain Rigal du Breilh à 34°, 35° centigrades, tous les jours, et deux verres d'Eau-bleue du Teich, à boire tous les matins à jeun.

Quand C... quitta la station, vingt-trois jours après son arrivée, les forces étaient revenues, les palpitations et le dyspnée avaient disparu, le pouls ne battait plus que 78 à 80 fois par minute, et il n'existait au cœur qu'un bruit de souffle doux, à peine perceptible, qui dut disparaître peu de temps après la cure; car j'ai revu ce malade le 6 juillet 1867, et à cette date, il n'y avait plus trace de maladie cardiaque.

OBSERVATION 33. — M. L..., de Toulouse, âgé de 23 ans, brun, d'un tempérament lymphatique nerveux, d'une bonne constitution, est envoyé aux eaux d'Ax par le Dr Piquemal. Il y a environ un an, ce jeune homme fut pris de douleurs articulaires qui ne l'empêchèrent point de se livrer à ses diverses occupations ; mais peu à peu lui survinrent en même temps des palpitations, de l'essoufflement, et la marche rapide ou l'ascension d'un escalier déterminaient des battements violents et incommodes. C'est alors qu'il arrive à Ax, le 18 juillet 1865. A l'examen du cœur, je note matité très étendue à la région précordiale (11 centimètres de haut en bas); la pointe du cœur bat au sixième espace intercostal, à trois centimètres environ au-dessous du mamelon. A l'auscultation, on trouve une grande fréquence dans les battements, et on perçoit un bruit de souffle très rude et très prolongé survenant immédiatement après le premier temps, qu'il recouvre en partie. Ce bruit de souffle se perçoit avec autant d'intensité à la pointe qu'à la base de l'organe. L'impulsion cardiaque est assez énergique, surtout au premier temps.

Le diagnostic était facile : endocardite rhumatismale avec hypertrophie du ventricule gauche, rétrécissement de l'orifice aortique et gêne des valvules auriculo-ventriculaires.

Traitement : Bains de la Gourguette, au Couloubret, à 34°, 35° centigrades ; douches en colonne, à 40° centigrades, sur les membres inférieurs ; boisson : eau de la Canalette, trois verres le matin, un verre le soir.

Après vingt-cinq jours de traitement, on est étonné de ne retrouver qu'un bruit de souffle à peine perceptible ; il semblerait même que la pointe du cœur s'est un peu élevée et que la matité précordiale est moins étendue. Le dyspnée et les palpitations ont disparu, et M. L... peut faire de longues courses dans les montagnes sans être essoufflé.

OBSERVATION 34. — Mlle B..., de l'Ariége, âgée de 51 ans, est atteinte depuis quinze ans de douleurs rhumatismales se produisant principalement dans les reins et dans les muscles des gouttières vertébrales; mais, depuis 1861, époque à laquelle elle est venue à Ax pour la première fois, elle n'a plus eu à se plaindre de ces douleurs musculaires. Alors commença à se montrer, dans le côté gauche du thorax, une douleur sourde s'irradiant dans tout le moignon de l'épaule ; puis survinrent de l'oppression, des palpitations qui, d'abord peu incommodes, tourmentèrent de plus en plus la malade. Une deuxième et une troisième saison, en 1862 et en 1863, ayant principalement consisté en Bains-forts du Couloubret et en douches chaudes sur le moignon de l'épaule, ne firent qu'aggraver la douleur, les palpitations et la dyspnée.

Mais, croyant se débarrasser de ce qu'elle prend pour une douleur rhumatismale de l'épaule, Mlle B... arrive à Ax le 6 août 1864, jour où je l'examine pour la première fois.

Forte, bien constituée, d'un tempérament nerveux sanguin, Mlle B... n'a eu, avant ses douleurs rhumatismales, aucune autre maladie antérieure grave, si ce n'est dans l'enfance, une variole assez confluente dont elle porte encore aujourd'hui les traces indélébiles. Elle présente tous les attributs extérieurs de la santé; toutefois, la face est un peu animée et la parole est saccadée, interrompue par de fréquents besoins de respirer. Les douleurs lombaires et dorsales ne se sont plus reproduites depuis trois ans. La douleur de l'épaule gauche augmente au contraire de plus en plus. Depuis quelques mois, le bras gauche est souvent le siége de fourmillements très incommodes. Mlle B... se plaint d'oppressions, de palpitations quelquefois assez violentes et provoquées soit par une impression morale un peu vive, soit par un exercice un peu trop rapide ou un peu trop prolongé. Le développement de la glande mammaire empêche de délimiter le cœur en bas et en dehors ; mais les phénomènes fournis par l'auscultation suffisent pour baser un diagnostic : les battements du cœur sont réguliers et assez fréquents (90 pulsations), seulement ils sont sourds et profonds et le second temps est à peine perceptible ; le premier temps, dont le choc est parfaitement délimité, se confond avec un *bruit de râpe* prolongé, beaucoup plus sensible à la pointe qu'à la base du cœur. Il s'agissait d'une hypertrophie active des cavités gauches avec rétrécissement des deux orifices et induration valvulaires.

Prescription : Demi-bains Boulié du Teich, à 35° centigrades, suivis d'un pédiluve chaud ; trois verres d'eau de la source St-Roch à gauche, tous les jours ; tous les deux jours, douche générale en pluie, à 34°, 35° centigrades, de cinq à six minutes de durée, et en même temps, douche latérale à forte pression sur les membres inférieurs, à 45° centigrades ; tous les deux jours, douche ascendante rectale.

La malade a pris, durant son séjour, vingt demi-bains, dix grandes douches et huit douches ascendantes rectales ;

et quand, le 27 août, elle a quitté la station, la douleur d'épaule avait disparu presque complètement; la dyspnée avait notablement diminué; les palpitations étaient presque nulles. Il semblait que les battements du cœur étaient plus perceptibles à l'oreille, et le bruit de râpe n'était plus qu'un bruit de souffle rude, mais beaucoup moins prolongé. Le pouls ne battait plus que 70 fois par minute. Enfin, la face de la malade, antérieurement rouge et congestionnée, était plutôt pâle, et le teint s'était notablement éclairci; elle avait, pour ainsi dire, perdu les attributs du tempérament sanguin.

OBSERVATION 35. — Mlle M..., des environs de Toulouse, a eu, à l'âge de 15 ans, un rhumatisme articulaire aigu à la suite duquel des douleurs se sont montrées sur diverses articulations. Pour s'en débarrasser, Mlle M... est allée prendre, en 1861, les eaux de Rennes-les-Bains. Les douleurs ont alors disparu; mais, à dater de ce moment, sont survenues des oppressions, des palpitations fréquentes et quelquefois même de l'irrégularité du pouls. Malgré ces désordres, la santé générale paraissait bonne, la menstruation s'effectuait régulièrement, et les fonctions digestives n'étaient point troublées. La famille de Mlle M..., inquiète de cet état, se décide à l'envoyer à Ax, où elle arrive le 23 juillet 1865.

Mlle M... est âgée de 23 ans. Forte, bien développée, elle n'a point la pâleur caractéristique de la chlorose; les lèvres et les gencives sont rosées, et l'on ne perçoit aucun *bruit de diable* dans les carotides. A la percussion, on remarque que le cœur bat au sixième espace intercostal, que la matité précordiale est plus étendue d'un tiers que dans l'état normal. L'auscultation révèle l'existence d'un *bruit de râpe* court, mais très accentué, survenant immédiatement après le premier temps; son maximum d'intensité correspond à la base du cœur et à gauche; les battements cardiaques, très énergiques, sont sensibles à travers les vêtements de la malade. Il n'y a aucune voussure précordiale.

Nous avions affaire à une endopéricardite avec hypertrophie cardiaque, rétrécissement de l'orifice aortique et empâtement des valvules.

Le traitement, qui a duré un mois, a consisté en bains Boulié du Teich, à 34° centigrades, suivis d'un pédiluve chaud; grandes douches générales en pluie, à 30° centigrades, de cinq minutes de durée, et, en même temps, douche latérale chaude sur les extrémités inférieures.

Mlle M... a quitté Ax, le 28 août, débarrassée de ses oppressions et de ses palpitations, pouvant faire de longues promenades dans les montagnes, et ne présentant plus à l'auscultation qu'un bruit de souffle doux, imperceptible, à la pointe de l'organe. J'ai eu des nouvelles de cette malade en juillet 1866; il paraît qu'à la suite de sa cure thermale, l'amélioration s'est prononcée de plus en plus, et aujourd'hui sa famille la considère comme complètement guérie.

Je possède un grand nombre d'autres observations de maladies rhumatismales du cœur; mais il me semble inutile de multiplier les exemples, surtout depuis que les Drs Vernières et Dufresse de Chassaigne ont démontré par leurs recherches l'influence heureuse de certaines sources contre la maladie qui nous occupe, et qui est certainement bien plus fréquente qu'on ne le croit généralement. Ainsi, sur 465 rhumatisants, j'ai constaté 70 fois l'existence d'une lésion du cœur qui souvent n'avait pas même été soupçonnée. On conçoit combien seraient désastreux des traitements thermaux suivis au hasard, surtout par des malheureux arrivés déjà, sans s'en douter, à une période avancée de la maladie. Aussi, quand un rhumatisant vient demander mes conseils, quel que soit son état apparent de santé, j'ai toujours soin d'examiner les poumons et le cœur avant de prescrire la pratique hydrominérale même la plus inoffensive.

Et maintenant, quelle est l'influence de la cure thermale d'Ax sur les complications cardiaques du rhumatisme? Est-ce seulement en tonifiant l'organisme, en produisant, comme le disait Bordeu, le remontement de tout le système, que l'eau thermale améliore et guérit l'endocardite et ses conséquences? En d'autres termes, la maladie du cœur n'est-elle atténuée que parce que les eaux ont produit un effet tonique sur la constitution du malade? Les améliorations que l'on constate à la suite des traitements hydrothérapiques ordinaires reconnaissent, en effet, cette cause; c'est en tonifiant le malade que l'on arrive à produire un temps d'arrêt, voire même une atténuation dans la maladie cardiaque. Mais pour la pratique thermale d'Ax, il n'en est point ainsi, puisque, dans le plus grand nombre des cas, le traitement est plutôt sédatif que tonique, plutôt affaiblissant que fortifiant. Nous employons, en effet, presque exclusivement les bains alcalins désulfurés à une température voisine de l'indifférente ; on sait, d'ailleurs, quelle est leur influence fluidifiante sur le sang. Toutefois, il est certain que le malade ressent, après quelques jours d'usage des eaux, une force, une vigueur nouvelles ; qu'il se sent dans un état de bien-être qui ne lui est pas habituel ; mais tout cela est dû d'abord à un meilleur fonctionnement de la peau, et surtout à une action chimique spéciale exercée par l'eau minérale. Les eaux d'Ax atténuent, amoindrissent et font même disparaître pour un temps plus ou moins long toutes les manifestations de la diathèse rhumatismale ; or, l'endocardite est évidemment tenue sous la dépendance du rhumatisme ; quoi d'étonnant alors qu'elle s'atténue ou disparaisse, quand s'améliore ou disparaît la diathèse qui l'entretient.

Les produits plastiques, résultats directs de l'inflammation spéciale, sont les causes les plus fréquentes des rétrécissements aortiques ; d'autres fois, ces rétrécissements doivent être seulement attribués à l'engorgement, à l'induration persistante de la tunique interne de l'artère. Les eaux minérales, en diminuant la plasticité du sang, exercent nécessairement une action résolutive sur ces exsudats plastiques, sur ces engorgements sub-inflammatoires, sur ces indurations, qui disparaissent d'autant plus promptement qu'elles sont plus récentes. Le rétrécissement aortique ainsi disparu, ou du moins notablement atténué, l'hypertrophie cardiaque elle-même, qui n'en est que la conséquence forcée, doit s'arrêter dans sa marche lentement ascendante, et si les parois du cœur n'ont point été trop distendues, elle peut s'atténuer et même disparaître complètement.

CONCLUSIONS

1° La station d'Ax, avec sa série thermale et sulfureuse, avec ses sources alcalines et hyposulfitées, convient peut-être mieux que toute autre au traitement des manifestations variées de la diathèse rhumatismale.

2° Le rhumatisme articulaire *récent,* à forme sub-aiguë ou chronique, est le plus rapidement amendé par la médication thermale d'Ax ; les cas de guérison sont même relativement très nombreux. Les exacerbations que provoque le traitement sont en raison directe de la thermalité et de la sulfuration des moyens balnéaires employés. Quand la cure est convenablement conduite, l'exacerbation est de courte durée, et le malade ne quitte jamais la station sans avoir éprouvé une amélioration très sensible. Les eaux alcalines hyposulfitées d'Ax paraissent être les meilleures à opposer au rhumatisme *goutteux,* si souvent lié à la diathèse urique.

3° Le rhumatisme articulaire progressif ou noueux est toujours arrêté, souvent amélioré, et quelquefois guéri par un traitement thermal énergique et plusieurs fois renouvelé.

4° Le rhumatisme localisé sur une ou deux articulations des membres, cède en général rapidement à la cure thermale, quand l'ancienneté de la maladie n'a pas déterminé dans l'articulation atteinte des modifications trop profondes.

5° Le rhumatisme musculaire récent et mobile disparaît promptement sous l'influence du traitement minéral d'Ax. Quand il est ancien et fixé sur une région, un traitement énergique et plusieurs fois renouvelé est nécessaire pour obtenir la disparition de toute manifestation morbide.

6° Les névralgies rhumatismales, quelles que soient leur forme et leur ténacité, trouvent à Ax des ressources nombreuses qui, le plus souvent, en amènent la guérison.

7° L'endocardite rhumatismale récente s'améliore toujours et guérit souvent sous l'influence d'un traitement par les eaux sulfureuses dégénérées. Les rétrécissements aortiques disparaissent aussi avec la maladie principale qui les a produits ; l'hypertrophie cardiaque elle-même peut s'arrêter, s'amender et guérir sous l'influence de la cure thermale, pourvu que les parois du cœur aient conservé une élasticité suffisante. Mais si des sources très sulfureuses et à haute thermalité sont employées, malgré la reconstitution manifeste du sujet, malgré la disparition des douleurs, les symptômes de la maladie du cœur sont, en général, rendus plus apparents, et sa marche devient plus rapide.

RENSEIGNEMENTS GÉNÉRAUX

RENSEIGNEMENTS GÉNÉRAUX

ET DESCRIPTION

DES ÉTABLISSEMENTS THERMAUX D'AX

———

Les travaux publiés durant ces dernières années par M. le professeur Filhol et par M. le Dr Garrigou, ont fait connaître au loin les propriétés chimiques des nombreuses sources de la station d'Ax. Ces sources *sulfurées sodiques* forment une véritable gamme *thermale, sulfureuse* et *alcaline.* On y trouve, en effet, tous les degrés de température, depuis 18° jusqu'à 77° centigrades ; la sulfuration du bain y varie depuis zéro (sources sulfureuses dégénérées) jusqu'à 7 et 8 grammes de sulfure de sodium (bains Viguerie, du Teich) ; la quantité des principes alcalins contenus dans un litre d'eau minérale s'élève progressivement, suivant les sources, de 0 ^{gr}, 0069 (Gourguette du Couloubret) jusqu'à 0 ^{gr}, 1178 (source alcaline de l'établissement thermal Modèle).

Nos quatre établissements possèdent ensemble quatorze sections de bains ayant chacune leurs effets thérapeutiques distincts et leurs applications spéciales. En outre, les sources de chacun d'eux ont une qualité dominante qui en est, pour ainsi dire, la *caractéristique*. Ainsi, les eaux du Couloubret sont très barégineuses, et le principe sulfureux y est d'une fixité exceptionnelle; c'est pourquoi elles contiennent très peu d'hyposulfite de soude. L'établissement thermal Modèle est surtout remarquable par l'alcalinité de ses sources, même les plus sulfureuses. Le Breilh possède des sources très barégineuses et ne contenant plus de sulfure de sodium; ses sources sulfureuses sont les seules de la station où l'on puisse voir s'opérer facilement le phénomène du *blanchiment*. C'est au Teich que l'on rencontre les sources types d'eau sulfureuse dégénérée, parce que les eaux de ce groupe, moins chargées de principes organiques, sont plus facilement altérables.

Depuis cinq ans, la station s'est peu à peu transformée, et il ne reste plus des anciens thermes qu'un souvenir qui ne laisse place à aucun regret. Des appareils à douches construits sur des données toutes nouvelles, des salles d'inhalation, des piscines, de nouvelles salles d'étuves rendent notre station aussi riche en moyens balnéothérapiques de tous genres qu'elle l'est en sources nombreuses et variées. On est donc sûr de trouver à Ax la *note exacte* qui convient en même temps et à la constitution du sujet et à la maladie qu'il s'agit de guérir, pourvu que l'indication des eaux sulfurées sodiques soit nettement formulée.

. Le **Couloubret**, placé sur la magnifique promenade du même nom, est actuellement en reconstruction. Il sera complètement réédifié pour la saison de 1869, et contiendra trente-six baignoires se subdivisant en six sections, qui, par degré de sulfuration, sont : Montmorency, Gourguette, Pilhes, Jeanne d'Albret, Bain-Fort ancien, Bain Filhol. Ces six sections forment une véritable gamme sulfureuse commençant à zéro et s'élevant progressivement jusqu'à 0 ^{gr}, 0180 de sulfure de sodium par litre.

Les eaux douces de ce groupe, très onctueuses, peu chaudes et peu chargées de sulfure de sodium, conviennent, avec quelques sources du Breilh, au traitement des maladies nerveuses et utérines. Un nouveau système de douches utérines à température fixe et à force de projection déterminée pour chaque cabinet de bains sera installé aux sections des bains Montmorency, Pilhes et de la Gourguette. La pression de ces douches variera de 0^{m}70^c à 1^{m}50^c, et leur température, de 18° à 30° centigrades. Cette précieuse innovation, déjà perfectionnée par M. Chambert, de Luchon, fera du Couloubret un établissement peut-être unique au monde.

Dans la section du Bain-Fort ancien, dont la température est de 44° centigrades, on a établi un système de serpentinage qui permet d'abaisser le degré thermométrique du bain sans en diminuer la richesse sulfureuse. La plupart des autres sources ont une température trop voisine de l'indifférente pour qu'il soit utile de les refroidir au moyen d'un serpentin, car il suffit de quelques litres d'eau de la source dégénérée de la Basse pour ramener la température du bain à 35° centigrades. L'eau de la Gourguette arrive dans la baignoire avec une température comprise entre 34° et 35° centigrades. Enfin, l'eau de Montmorency, qui ne mesure que 26° centigrades au griffon, est chauffée au moyen d'un serpentin spécial plongeant dans un réservoir d'eau chaude, et acquiert ainsi la température nécessaire pour être administrée en bains.

Quatre salles de douches ordinaires ou Tivoli complèteront les moyens balnéaires de cet établissement. Le Couloubret possède trois buvettes sulfureuses et une buvette alcaline. Les sources de ce groupe débitent ensemble 416,476 litres par jour.

L'Établissement **Thermal Modèle**, situé sur la rive gauche du torrent d'Ascou, en aval du pont du Breilh, fait face à la promenade du Couloubret. Cette construction monumentale a été conçue et dirigée par un jeune architecte de Pamiers, M. Izac, qui a fait preuve d'un goût parfait dans l'ornementation et d'un véritable talent dans la conception de son œuvre. C'est à M. l'Inspecteur général des mines, Jules François, que nous devons l'installation balnéaire si complète de ce vaste établissement.

On y compte quarante-cinq cabinets de bains dont douze sont munis de douches Tivoli. Tous ces cabinets sont desservis, comme eau froide, par de l'eau minérale serpentinée; mais neuf d'entre eux, situés à la galerie inférieure (galerie François), reçoivent directement de la source nonseulement l'eau chaude, mais encore l'eau sulfureuse refroidie au moyen d'un serpentin particulier. Le grand serpentin affecté au service des autres baignoires présente une longueur de 35 mètres, et la réfrigération s'y opère au moyen d'un courant continu d'eau froide.

L'étude clinique de ces nouveaux bains n'est point encore faite; mais l'étude chimique a déjà révélé des différences fondamentales qui permettent de dire que la station d'Ax s'est enrichie d'au moins trois sections spéciales de bains.

On trouve dans le nouvel établissement quatre buvettes d'eau sulfureuse chaude ou refroidie et une buvette d'eau sulfureuse dégénérée.

Une étuve en caisse avec lit de repos, une étuve à gradins avec douche froide et bassin d'immersion sont construites dans une des galeries inférieures appelée galerie Filhol, en témoignage des services rendus à la station d'Ax par l'éminent chimiste toulousain.

Dans la galerie François, outre les neuf cabinets de bains, on remarque quatre grandes douches à rotule avec douches latérales écossaises ou jumelles, installées dans des conditions exceptionnelles d'élégance et d'arrangement; elles ont toutes une chute directe de dix mètres. Toutes ces salles à douches communiquent chacune avec deux cabinets de bains, pour rendre plus facile l'emploi successif du bain et de la douche. Cette même galerie contient en outre une douche ascendante, une magnifique douche en cercle et une douche de siége construites d'après les données les plus récentes.

Une piscine d'environ quatre mètres en carré est alimentée par un courant continu d'eau sulfureuse chaude et d'eau serpentinée mélangées dans des proportions déterminées pour obtenir une température constante de 37° centigrades. Enfin, trois cabinets de douches pharyngiennes et une série de douches locales ou mobiles s'adaptant au robinet de toutes les baignoires complètent les moyens hydrothérapiques dont dispose l'établissement thermal Modèle. On nous fait espérer, en outre, la création prochaine d'une salle d'inhalation de vapeurs sulfureuses.

Cet établissement, autorisé par décision ministérielle du 21 avril 1868, dispose, par jour, de 410,400 litres d'eau minérale dont la température minimum est de 40° centigrades.

Le **Breilh,** situé à l'est de la ville, sur les bords de la route impériale, est une dépendance de l'hôtel Sicre. C'est une élégante construction contenant vingt-deux baignoires en marbre ou en granit dans dix-huit cabinets très confortablement installés. On y remarque deux sections de bains, les bains Rigal et les bains Fontan. Parmi les premiers, cinq ou six cabinets sont très remarquables et se recommandent par l'alcalinité et l'onctuosité de leur eau.

L'eau de la source Fontan qui alimente la section sulfureuse blanchit à volonté par son mélange avec l'eau ordinaire, et trouve souvent à être ainsi utilisée dans un certain nombre de maladies.

Cet établissement possède la buvette la *Petite sulfureuse,* source miraculeuse à laquelle on attribue avec raison une action si remarquable sur les maladies des organes pulmonaires.

Deux douches moyennes avec embouts variés, deux petites douches locales fixes et une étuve en caisse installée dans un local provisoire constituent tous les appareils balnéothérapiques du Breilh ; mais on y projette l'installation de nouvelles douches à forte projection, d'une salle d'étuves à gradins et d'une salle d'inhalation, qui compléteront cet établissement et lui aideront à soutenir sa réputation si justement acquise.

Le Breilh est alimenté par douze sources fournissant ensemble, depuis les derniers travaux de captage, plus de 200,000 litres par 24 heures.

Le **Teich** est construit sur la rive gauche du torrent d'Orlu, au sud-est de la ville. Cet établissement important ne contient pas moins de cinquante-deux baignoires, toutes en marbre noir ou en granit, et qui se subdivisent en trois sections : 1° les bains Boulié (bains hyposulfités), alimentés par les sources dégénérées de la Pompe, de l'Eau-bleue, du n° 4 et du n° 6 ; 2° les bains Astrié, faiblement sulfureux, mais dont la température est assez élevée ; 3° les bains Viguerie, qui reçoivent l'eau d'une seule source, la plus sulfureuse de la station. Cette source, dont le débit prodigieux atteint 105 litres par minute, suffit, sans aucun réservoir, à alimenter les vingt baignoires de la section. A cause de sa température élevée (73° centigrades), on en opère le serpentinage au moyen d'un appareil établi sur les indications de M. l'architecte Chambert, et disposé de façon à empêcher absolument l'introduction de l'air extérieur dans les tuyaux ; aussi l'eau serpentinée arrive-t-elle dans la baignoire avec une déperdition très minime de sulfure de sodium et à une température qui varie de 25° à 30° centigrades. Chaque baignoire est munie de deux robinets fournissant, l'un de l'eau refroidie dans le serpentin, et l'autre de l'eau chaude conduite directement de la source dans la baignoire. Cette section possède de petites douches locales organisées d'une manière spéciale ; deux réservoirs constamment alimentés par de l'eau minérale à température fixe (25° centigrades pour l'un, 40° centigrades pour l'autre) ont été disposés à l'extrémité de la galerie de bains; à chacun de ces réservoirs a été adapté un tuyau se distribuant dans tous les cabinets de bains de la section Viguerie et se terminant par un véritable syphon. Quand aucune douche ne fonctionne, l'eau s'écoule constamment par l'extrémité inférieure du syphon, ce qui permet d'entretenir dans les tuyaux une température sensiblement égale à celle des réservoirs. De plus, ces douches locales peuvent, par la combinaison de l'écoulement des deux robinets, être administrées à tous les degrés compris entre 25° et 40° centigrades.

L'établissement du Teich possède deux salles de douches très vastes et bien aérées contenant chacune une douche à panier écossais, une douche à rotule et une douche écossaise ou jumelle. Leur force de projection est de 13 mètres.

Signalons encore deux étuves en caisse, un cabinet de humage, six douches moyennes ou Tivoli, quatre douches pharyngiennes, deux douches ascendantes parfaitement installées.

Enfin, une salle d'inhalation de vapeurs sulfureuses a été construite sur des données spéciales qui permettent d'obtenir un dégagement considérable de vapeurs sulfureuses sans que la température de l'appartement en soit notablement accrue. Qu'on se figure un grand salon de cinq mètres de largeur sur sept de longueur au milieu duquel sont installés deux magnifiques jets d'eau à vasques en cuivre étamé. L'un des deux est alimenté par de l'eau minérale chaude qui, tombant pour ainsi dire goutte à goutte par une série de trous capillaires d'une vasque dans l'autre, abandonne peu à peu son principe sulfureux à l'air atmosphérique. L'autre jet d'eau fournit simplement de l'eau froide dont l'effet est de rafraîchir l'air ambiant et de déterminer en même temps la condensation d'une partie de la vapeur d'eau minérale dégagée par le jet d'eau sulfureuse.

On compte, au Teich, deux buvettes sulfureuses et deux buvettes d'eau dégénérée.

Les dix-sept sources qui alimentent cet établissement fournissent un total de 476,510 litres par 24 heures.

Rhumatisme, scrofule, herpétisme, maladies de la poitrine, affections catarrhales, hystérie, chlorose, anémie, maladies de l'utérus, tels sont les états morbides que l'on rencontre le plus fréquemment à cette sation, qui marche aujourd'hui à grands pas dans la voie du progrès et des améliorations.

La ville d'Ax a une altitude moyenne de 716 mètres et se trouve abritée et protégée contre les grands vents par de hautes montagnes qui l'entourent comme une magnifique et verdoyante ceinture ; aussi le climat est-il habituellement très doux, et la température assez uniforme pendant l'été et l'automne.

Les cascades d'Orlu et du Castelet, la splendide vallée des Bazerques, les gorges de Mérens, les lacs de Nagüllos, de Fontargente, le pic du Tarbezou, etc., fournissent des buts de promenade aussi variés que pittoresques.

Les étrangers trouvent à Ax une hospitalité franche et cordiale ; la vie matérielle est facile et peu coûteuse : les truites, le gibier, une excellente viande de boucherie, tous les fruits des Pyrénées-Orientales y abondent durant la saison thermale.

TABLE DES MATIÈRES

—

9 782013 682756